FAUT-IL SOIGNER LES DENTS
DE LA
PREMIÈRE DENTITION

Conseils aux Mères

PAR LE Dr GOLDENSTEIN
Chirurgien-Dentiste
Ex-Professeur de Clinique à l'École dentaire de France
Successeur du Dr DELESTRE

MÉMOIRE RÉCOMPENSÉ
PAR
L'ACADÉMIE DE MÉDECINE DE PARIS
Dans sa séance du 11 décembre 1888

(Une **MÉDAILLE D'ARGENT** a été décernée à son auteur)

Paris
Germer-Baillière, Libraire-Éditeur
20, rue Hautefeuille, 20

1889

FAUT-IL SOIGNER LES DENTS

DE LA

PREMIÈRE DENTITION

MÉMOIRE RÉCOMPENSÉ

PAR L'ACADÉMIE DE MÉDECINE DE PARIS

Dans sa séance du 11 décembre 1888

Une MÉDAILLE D'ARGENT a été décernée a son auteur

FAUT-IL SOIGNER LES DENTS

DE LA

PREMIÈRE DENTITION

Conseils aux Mères

Par le Dr GOLDENSTEIN

Chirurgien-Dentiste

Ex-Professeur de Clinique à l'École dentaire de France

Successeur du Dr Delestre

14, rue Drouot

Deuxième Édition

Paris

Germer-Baillière, Libraire-Éditeur

20, rue Hautefeuille, 20

1889

FAUT-IL SOIGNER LES DENTS

DE LA

PREMIÈRE DENTITION

La question qui fait l'objet de notre petit travail nous a été souvent posée par les médecins et par les mères de famille.

Y a-t-il quelque chose à faire aux enfants dont les dents de lait se carient?

En pareil cas notre réponse a toujours été affirmative. Il s'agit de la justifier par un travail utile et pratique plutôt que scientifique, car il s'adresse aux parents des petits enfants que nous aimons tous.

Les observations nombreuses que nous avons recueillies depuis vingt-sept ans nous permettent de démontrer d'une manière incontestable l'utilité de soigner les dents de lait aussitôt qu'elles se carient et *quel que soit l'âge de l'enfant.*

Les maîtres ont oublié, jusqu'à ce jour, la recommandation de ces soins, et cette négligence a trop souvent amené des souffrances qui ont troublé le sommeil, nui à la mastication et provoqué une foule d'accidents consécutifs dont quelques-uns ont pu être fort graves chez ces petits malades.

L'homme de l'art, consulté désormais, ne dira donc plus, nous l'espérons du moins, qu'il n'y a rien à faire pour les dents de lait cariées.

La question que nous traitons fait partie de l'hygiène de l'enfance. L'évolulion de la première dentition a occupé et préoccupé les médecins les plus célèbres à cause des accidents plus ou moins redoutables qui l'accompagnent, et, *chose curieuse*, une fois ces petits organes sortis, *si délicats et si précieux à conserver pour maintenir la santé de l'enfant*, on les abandonne sans surveillance, sous prétexte qu'ils ne doivent servir que temporairement.

On les néglige sans avoir remarqué que cet état temporaire dure jusqu'à l'âge de dix ou douze ans, et que l'utilité de conserver intactes les dents de lait pour la mastication des aliments, est d'une importance capitale au point de vue des fonctions de nutrition. Ces fonctions seules suffisent déjà pour mériter la surveillance la plus minutieuse des parents et l'aptitude spéciale du dentiste.

Mais malheureusement, les soins de la première dentition ne sont pas encore entrés dans nos mœurs, et on attend la souffrance de l'enfant pour le conduire au dentiste qui lui arrache une ou plusieurs dents, sans blâmer la négligence des parents. Ces derniers ne se doutent pas des conséquences fâcheuses de ces extractions prématurées qu'une surveillance attentive aurait pu si bien éviter en même temps que les douleurs qui les ont précédées et accompagnées.

En outre le dentiste aurait pu être un ami et devient pour l'enfant un objet de terreur.

Ce n'est pas tout, car l'arrachement prématuré des dents de lait, aussi bien que leur persistance, a une influence trop souvent funeste sur le développement et la régularité de la deuxième dentition.

C'est ce que nous allons brièvement examiner. Mais, pour rendre nos explications plus claires, nous les ferons précéder de quelques notions très élémentaires :

1° Sur la composition des dents;

2° Sur leur classification;

3° Sur leur mode d'évolution.

EMBRYON DES DENTS

Embryon ou follicule dentaire (papille ou germe dentaire).

Les premières traces des vingt dents (dix pour chaque mâchoire) existent déjà vers la sixième semaine de la vie intra-utérine. Ce sont de petites cavités (sacs dentaires) formant deux rangées : la première rangée pour les dents de lait; la deuxième rangée, en réserve, un peu en arrière de la précédente, dans laquelle se développeront plus tard les dents permanentes dont le germe existe déjà dès le cinquième mois de la vie intra-utérine.

Il en résulte que l'enfant à l'âge de six ans possède quarante-huit dents, les vingt dents de lait et toutes les dents permanentes à l'exception des dents de sagesse.

Les mâchoires se développent progressivement et, quand le fœtus est à terme, la matière organique dans le sac dentaire s'est transformée peu à peu en *ivoire*, *émail*, *cément*, c'est-à-dire en trois éléments constitutifs des dents, encore cachées dans l'épaisseur de la mâchoire et qui s'élèveront du fond des gouttières alvéolaires jusqu'au-dessous de la membrane muqueuse qui les recouvre (gencive).

On donne le nom d'ivoire ou dentine à la substance la plus considérable de la dent. La couronne est couverte par une couche mince d'émail, et la racine par une couche de cément.

Dans le centre de l'ivoire se trouve moulée la pulpe dentaire qui représente le germe de la dent et sa partie la plus sensible. Elle renferme les nerfs et les vaisseaux et assure l'accroissement de la dent aux dépens de sa propre substance.

L'émail est une substance d'un blanc laiteux présentant des nuances variées selon les sujets.

L'émail est recouvert à son tour d'une membrane extrêmement mince, nommée cuticule de l'émail. Elle est destinée à protéger la dent contre les acides buccaux.

On appelle collet de la dent le rétrécissement circulaire qui sépare la couronne de la racine.

Le cément recouvre la racine et commence au collet par une couche très mince dont l'épaisseur augmente graduellement jusqu'à son extrémité.

DIVISION DES DENTS

On divise les dents en :

Incisives { 4 supérieures.
4 inférieures.

Canines { 2 supérieures.
2 inférieures.

Molaires { 4 petites supérieures.
4 petites inférieures.

MODE D'ÉVOLUTION DES DENTS

Vers le troisième ou le quatrième mois de la vie intra-utérine, les germes de la première et même de la deuxième dentition existent déjà à l'état primitif.

Ainsi les mâchoires d'un fœtus de huit ou neuf mois présentent chacune, comme nous l'avons dit, une double rangée de follicules. La première est constituée par les follicules des dents de lait, la seconde par les follicules des dents permanentes.

Ces follicules se gonflent, sécrètent de la matière calcaire et, finalement, produisent l'ivoire, l'émail et le cément pendant que la pulpe reste au centre.

C'est généralement au sixième mois au plus tôt et au douzième mois au plus tard après la naissance, que la première dentition fait son apparition dans l'ordre suivant divisé en quatre groupes :

Premier groupe	2 incisives médianes inférieures. 4 incisives supérieures.
Ce groupe de 6 dents est généralement terminé vers le douzième mois.	
Deuxième groupe	4 premières petites molaires. 2 incisives latérales inférieures,
Ce groupe de 6 dents est généralement terminé vers le dix-huitième mois.	
Troisième groupe	2 canines supérieures. 2 canines inférieures.
Ce groupe de 4 dents est généralement terminé vers le vingt-deuxième mois.	
Quatrième groupe	2 secondes petites molaires sup. 2 secondes petites molaires inf.
Ce groupe de 4 dents est généralement terminé vers le trentième mois.	

Total. . . . . 20 dents de lait, faisant leur sortie par des poussées séparées avec des intervalles d'arrêt qui permettent à l'enfant de réparer ses forces.

Cet ordre d'éruption des dents de lait représente la loi physiologique ; mais cette loi peut offrir des cas exceptionnels. Ainsi Louis XIV est né avec deux dents; Virgile nous apprend qu'un enfant avait six dents à sa naissance, etc., etc.

Dans d'autres cas, la première éruption des dents n'a lieu que fort tardivement : à dix mois, douze mois, quatorze mois et même vingt mois seulement.

Il y a enfin des cas, heureusement fort rares, où les dents n'apparaissent jamais ou apparaissent en bien petit nombre, deux à quatre par mâchoire.

J'ai eu à traiter un cas de ce genre ; le voici en peu de mots :

En 1869, le Dr Blache, membre de l'Académie de médecine, m'adressa madame O. pour prendre mon avis sur la dentition de sa fille, âgée de sept ans et six mois.

Avant d'examiner la bouche de cette enfant, il était facile de reconnaître que sa mâchoire inférieure était dépourvue de la plus grande partie de ses dents, car le menton, très rapproché de la mâchoire supérieure, donnait à la partie inférieure de la face le cachet de la vieille femme édentée.

L'examen de la bouche me permit de constater que :

La mâchoire supérieure avait seulement :

2 incisives moyennes
2 grosses molaires (deuxième dentition)
2 canines (première dentition)

En tout : 6 dents.

La mâchoire inférieure était plus pauvre encore :

1 grosse molaire (2me dentition) à droite
1 grosse molaire (2me dentition) à gauche

En tout : 2 dents, sans la moindre trace des autres.

J'avais perdu de vue cette enfant lorsqu'elle me fut envoyée, plus tard, par M. le Dr Gillet de Grandmont, à l'âge de quinze ans.

Les deux mâchoires étaient dans le même état, aucune dent nouvelle ne s'était montrée.

Nous avons publié ce cas intéressant sous ce titre :

« Arrêt de développement de la mâchoire inférieure et moyen d'y remédier ». Notre travail fut présenté à l'Académie de médecine dans la séance du 20 février 1879.

Quelle peut être la cause de ces anomalies?

Il en est du développement de la dentition comme des autres actes de l'économie vivante, et on comprend que ce développement puisse être activé avec certaines prédispositions constitutionnelles, tandis qu'il sera retardé et même supprimé, en partie ou en totalité, par des troubles ou des maladies de la mère ou du fœtus pendant la grossesse, et de l'enfant après la naissance.

Ces anomalies étant signalées, revenons à notre sujet.

Nous l'avons déjà dit : dans l'état normal, l'enfant, vers deux ans et demi, possède ses vingt dents de lait; elles sont destinées à remplir temporairement les fonctions de la mastication.

Vers dix ou douze ans, les dents permanentes les remplacent dans le même but. Mais, avant cette époque, la nature elle-même s'est chargée de l'élimination des premières, qui devront céder la place aux secondes.

Ces dernières forment la deuxième rangée,

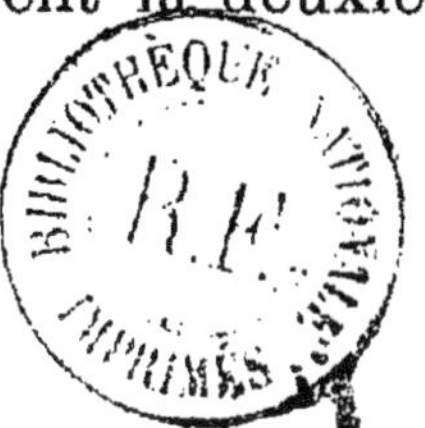

située près et un peu en arrière de la première, constituée par les dents de lait, que les dents permanentes se chargent de détruire en préparant leur chute par la résorption graduelle de leurs racines.

Telle est la transition physiologique de la première à la seconde dentition.

Voilà donc la règle qui doit nous guider, et cette règle nous indique combien il importe de surveiller les dents de la première dentition.

En effet, les dents de lait peuvent être malades et atteintes de carie comme les autres; l'absence des soins appropriés aura pour conséquence la fluxion, la douleur, un abcès, une périostite, une fistule, etc.

Dès lors l'extraction est le seul moyen de soulager l'enfant, et cette opération, pratiquée à une époque encore éloignée de la deuxième dentition, est suivie d'une cicatrice osseuse qui ferme l'issue réservée à la sortie de la dent permanente, et celle-ci plus tard, se développant en dehors ou en dedans de l'arcade dentaire, se trouve déviée et souvent détériorée par l'affection inflammatoire qui, primitivement, a altéré son évolution.

Telle est la cause la plus fréquente des irrégularités et des déviations de la seconde dentition.

Ces faits sont tellement évidents qu'ils ne doivent laisser aucun doute dans l'esprit, car les tissus osseux, dans le jeune âge, sont doués d'une puissance extensive si considérable, que si une opération altère ou diminue cette puissance sur un point, l'harmonie du développement est détruite et l'irrégularité en est la conséquence parce que la cicatrice osseuse gagne en densité ce qu'elle perd en vascularité et vitalité.

Ainsi l'extraction d'une ou de plusieurs dents de lait de la mâchoire inférieure, par exemple, fournira une ou plusieurs cicatrices osseuses qui, n'ayant plus la même puissance extensive que les portions normales, troubleront le développement régulier de l'arcade dentaire de cette mâchoire; elle deviendra donc plus ou moins disproportionnée par rapport à la supérieure, et réciproquement.

Ce manque d'harmonie entre les deux mâchoires peut rompre l'équilibre articulaire et produire une déviation des dents antérieures, soit en avant, soit en arrière de l'arcade dentaire. On voit même les dents tourner quelquefois plus ou moins sur leur axe et présenter leurs bords en avant et en arrière.

Ce qui précède nous permet de poser en principe :

Quel que soit l'âge des enfants, aussitôt qu'une dent de lait se carie, il importe de la soigner plus qu'une dent définitive.

On évite ainsi :

1° La souffrance qui altère leur santé;

2° On maintient l'harmonie dans le développement des mâchoires et des dents permanentes qui arriveront plus tard;

3° On empêche la perte de temps qu'entraînent les soins tardifs, surtout quand il s'agit des irrégularités et des déviations qui réclament des soins prolongés pendant des mois, et quelquefois même des années, pour obtenir un bon résultat.

J'ai soigné un grand nombre de déviations qui m'ont permis de publier un traité sous ce titre : « Déviations des dents et leur redressement » (1871), d'où j'extrais quelques photographies représentant les sujets, avant et après le traitement, pour les mettre sous les yeux de la lectrice, à la fin de ce travail. Ces figures lui démontreront une fois de plus l'importance qu'elle doit attacher aux soins que je conseille, afin d'éviter à ses enfants de pareilles difformités.

Une mère n'oublie jamais la date de l'apparition de la première dent chez son enfant. Pourquoi? C'est que, à l'âge où se trouve cet enfant, elle est constamment préoccupée de ses progrès. Eh bien, je lui recommande la continuation de cette surveillance. A partir de l'âge de trois ans, l'inspection de la bouche devra être faite une fois par mois.

Si elle aperçoit quelque tache blanchâtre se distinguant par sa couleur de celle de la dent, ou bien quelque tache brunâtre, ce sont les premiers indices de la carie dentaire et ils devront être montrés, le plus tôt possible, à l'homme de l'art, qui soignera de suite la carie et obturera la cavité. Le praticien habile, expérimenté et patient ne trouvera pas de difficultés sérieuses pour donner des soins aux enfants, il saura gagner leur confianee avec beaucoup de douceur et deviendra leur ami en leur évitant la souffrance.

J'ai imaginé un petit appareil qui permet de bien finir l'opération en évitant le contact de la salive; je l'ai appelé *protecteur*. Il consiste en deux arcs de fil métallique d'une longueur de trois centimètres, qui suivent la courbure interne et externe de l'arcade; un petit bout de ressort réunit l'un à l'autre ces deux arcs à leurs extrémités.

L'ensemble de mon appareil, préalablement entouré de papier absorbant, se pose comme une selle sur un des côtés de la mâchoire ; il ne produit aucune gêne et offre l'avantage d'écarter la langue, si gênante parfois, même chez les adultes.

Par ce procédé j'ai toujours réussi à obturer parfaitement, même à aurifier, les dents des enfants en bas âge. Ces dents ainsi conservées sont arrivées au terme de leur chute naturelle, pour faire place aux dents définitives dont le développement normal a mis tous les sujets à l'abri des accidents variés signalés dans ce travail.

Dans tous les cas de dents de lait atteintes de carie, leur guérison et leur conservation sont dues certainement à la surveillance des parents et aux soins du spécialiste qui a pu agir au moment propice.

Les détails qui précèdent nous conduisent donc aux principes suivants :

1° On ne doit pas extraire trop tôt les dents de lait;

2° On doit les soigner et les conserver jusqu'à leur expulsion physiologique;

3° Si à l'époque où toutes les dents de lait ont été remplacées par les dents permanentes, ces dernières se trouvent trop larges et par conséquent trop serrées dans l'arcade dentaire dont elles peuvent rompre l'harmonie, on peut être obligé d'arracher une dent pour obtenir la position régulière des autres et favoriser leur conservation. L'examen de la bouche dirigera l'homme de l'art dans le choix de ce sacrifice, qui devra produire une détente salutaire sur toutes les dents antérieures.

Les maladies qui accompagnent la première dentition mettent quelquefois la vie de l'enfant en danger et sont du domaine de la médecine proprement dite. Je ne dois m'occuper que du traitement de la bouche.

Je ne suis pas partisan des scarifications des gencives à cet âge, car la muqueuse étant épaisse et très dense, la petite opération augmente beaucoup la douleur au lieu de la calmer, et la cicatrisation arrive sans profit. Il faut dire pourtant que la scarification peut rendre quelques services lorsqu'on a bien constaté la rougeur et la tuméfaction du bord de la gencive, avec un point blanchâtre au centre. Ce point n'est autre chose que la dent vue par la transparence de la gencive très amincie. C'est alors seulement que le médecin pourra faire une petite incision, non au hasard, mais transversalement.

De tout temps on a proposé une foule de formules, dites spécifiques, pour calmer les douleurs violentes qu'éprouve l'enfant à dentition laborieuse.

En voici une que je trouve supérieure :

Cocaïne................	10 centigrammes.
Glycérine..............	10 grammes.
Essence de menthe......	2 gouttes.

M. S. A.

pour faire des frictions légères avec la pulpe du doigt.

Je termine ce petit travail qui m'a été dicté par l'attachement et l'intérêt que m'inspirent les enfants. J'ai suffisamment démontré les avantages qui résultent de la conservation des dents de lait jusqu'à leur remplacement.

J'ose espérer que les mères qui auront bien voulu me lire agiront de manière à ce que leurs enfants ne perdent aucun de ces avantages, car elles savent maintenant que les *désagréments les plus sérieux* pourraient les remplacer.

Pour détourner ces derniers, que faut-il?

Surveiller.

QUELQUES TYPES DE DÉVIATIONS DES DENTS AVANT ET APRÈS LE TRAITEMENT

Avant le traitement.

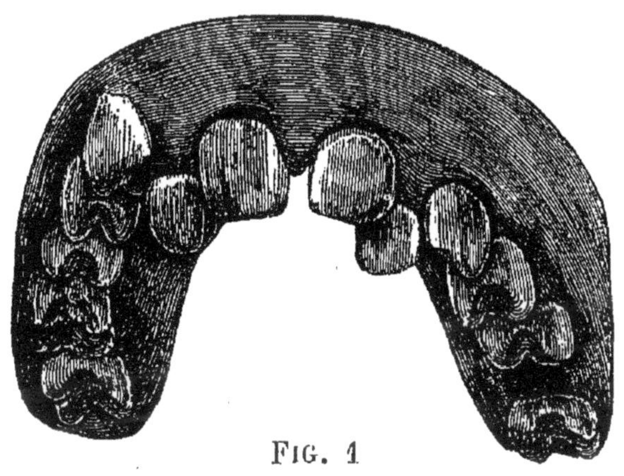

FIG. 1

Après le traitement.

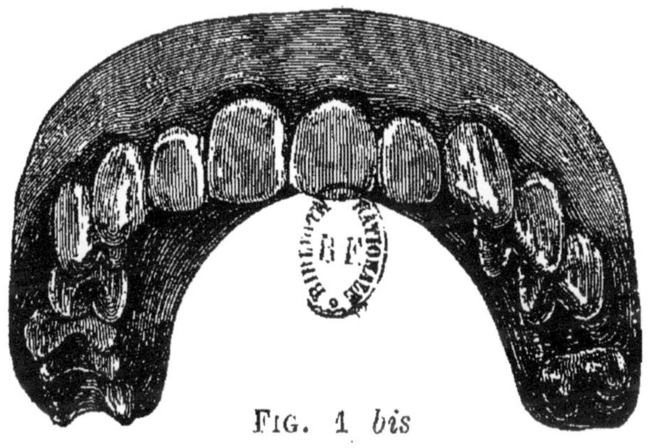

FIG. 1 *bis*

Garçon âgé de 16 ans, confié à mes soins, par le célèbre chirurgien Gosselin, mon regretté maître.

Avant le traitement.

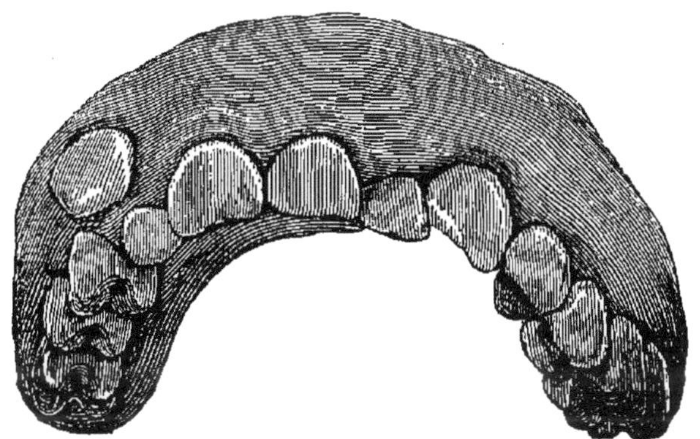

Fig. 2

Après le traitement.

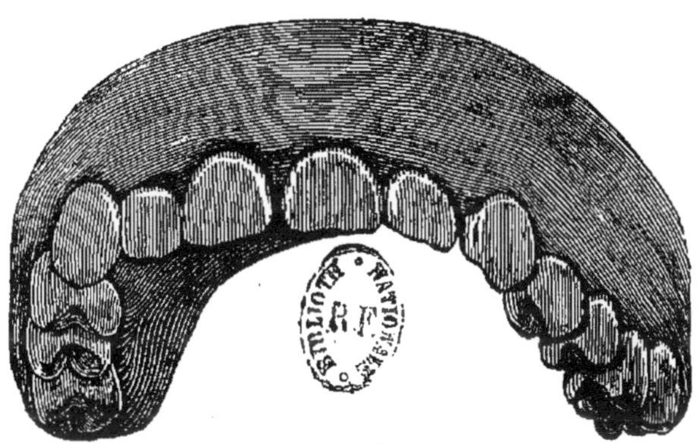

Fig. 2 *bis*

Garçon âgé de 14 ans, confié à mes soins, par le professeur Brouardel.

Avant le traitement.

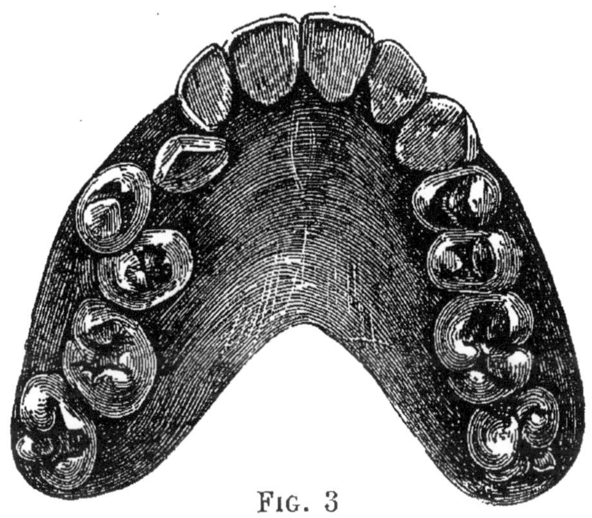

Fig. 3

Après le traitement.

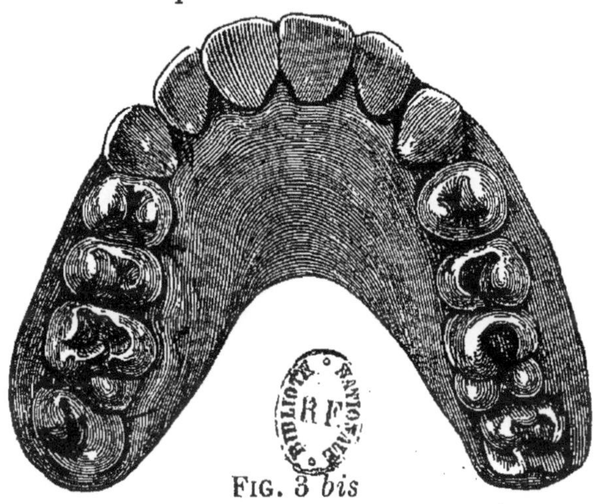

Fig. 3 *bis*

Fille de 18 ans, confiée à mes soins par le docteur Voillemier, membre de l'Académie de médecine.

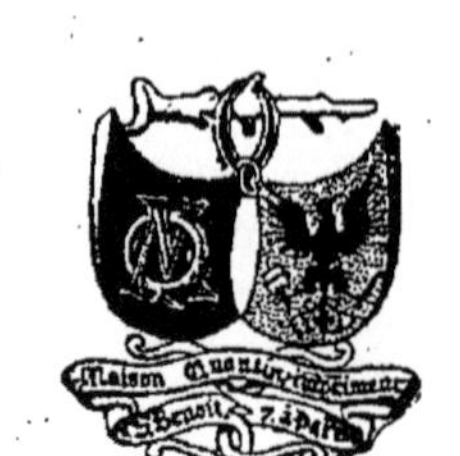
Maison

DU MÊME AUTEUR :

Division congénitale du voile du palais et de la voûte palatine; Bec-de-lièvre opéré à trois mois; restauration prothétique. Publié dans la *Gazette des Hôpitaux*, 12 août 1869.

Traité sur les déviations des dents et leur redressement. Ouvrage présenté à l'Académie de médecine en décembre 1871, et à l'Académie des sciences le 11 mars 1872.

Arrêt de développement de la mâchoire inférieure; *moyen d'y remédier*. Présenté à l'Académie de médecine, par le Pr Gosselin, le 26 février 1879, et à la Société de chirurgie.

Un cas de destruction d'une partie de la face; quatre cas de division de la voûte palatine ou du voile du palais; *moyen d'y remédier*. Présenté à l'Académie de médecine, le 9 juin 1874.

Destruction d'une grande partie du maxillaire supérieur de la lèvre et du nez; *moyen d'y remédier*. Présenté à l'Académie de médecine, par le Pr Gosselin, le 12 décembre 1882.

Accidents consécutifs à une affection spécifique avec destruction :

1° De l'appareil nasal en totalité ;

2° De la voûte palatine ;

3° Du voile du palais;

4° De l'arcade dentaire supérieure.

Moyen d'y remédier.

Présenté à la Société de chirurgie, par le Dr Le Dentu, le 26 mai 1886, et à l'Académie de médecine, par le Dr Besnier; le 8 juin 1886.

Paris. — Maison Quantin, 7, rue Saint-Benoît.

www.ingramcontent.com/pod-product-compliance
Ingram Content Group UK Ltd.
Pitfield, Milton Keynes, MK11 3LW, UK
UKHW022156190726
13855UKWH00004B/1501